Wed Elbahar Abdallah

Visão geral da mutação por inversão Intron 1 Hemofilia A

Wed Elbahar Abdallah

Visão geral da mutação por inversão Intron 1 Hemofilia A

Imprint

Any brand names and product names mentioned in this book are subject to trademark, brand or patent protection and are trademarks or registered trademarks of their respective holders. The use of brand names, product names, common names, trade names, product descriptions etc. even without a particular marking in this work is in no way to be construed to mean that such names may be regarded as unrestricted in respect of trademark and brand protection legislation and could thus be used by anyone.

Cover image: www.ingimage.com

This book is a translation from the original published under ISBN 978-3-659-28528-8.

Publisher:
Sciencia Scripts
is a trademark of
Dodo Books Indian Ocean Ltd. and OmniScriptum S.R.L publishing group

120 High Road, East Finchley, London, N2 9ED, United Kingdom
Str. Armeneasca 28/1, office 1, Chisinau MD-2012, Republic of Moldova, Europe
Printed at: see last page
ISBN: 978-620-5-77597-4

Visão geral da mutação por inversão Intron 1

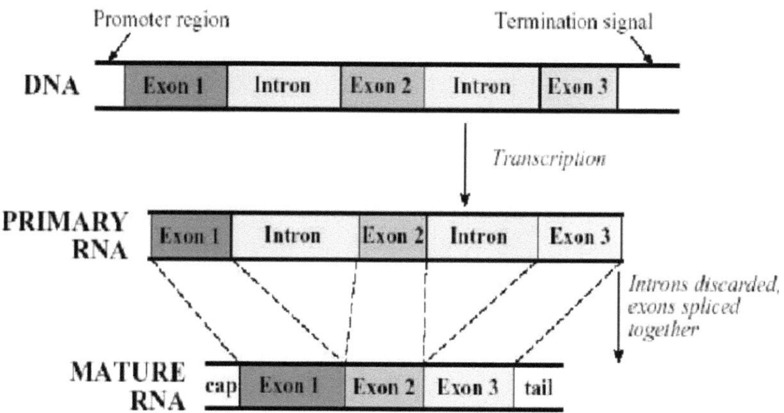

Hemofilia A

Dr. Wed elbahar H.Abdallah

Doutoramento em Hematologia e Imunohematologia

Universidade de Ciência e Tecnologia de Mangil

Faculdade de Ciências Médicas Laboratoriais Departamento de Hematologia

Prefácio:

A hemofilia A (deficiência de factor VIII) é a desordem hereditária mais comum da coagulação do sangue. É devido à ausência ou diminuição da função do factor VIII de coagulação, resultante de mutações no gene do factor VIII. (Reinhold *etal.*, 2007). As complicações dos cuidados de hemofilia estão bem cobertas em inibidores, e problemas músculo-esqueléticos, assim como todos os últimos desenvolvimentos no campo da hemofilia.

Dr. Wed elbahar H . Abdallah 2018

Dedicação

Às almas da minha mãe, pai e irmã Haram

À minha mulher e às minhas filhas

Tabela de conteúdos

Introdução:

O gene VIII está situado perto da ponta do braço longo do cromossoma X (Xp2.6) e é extremamente grande, consistindo em 26 exões. A proteína do factor VIII inclui as regiões triplicadas A1, A2, e A3 com 30% de homologia entre si, uma região de homologia duplicada C1e C2 e um domínio pesado glicosilado B que é removido quando o factor VIII é activado por trombina (Hoffbrand *etal.*, 2001). Aproximadamente metade dos pacientes têm faltas de sentido, mutações de frame shift ou deleções no gene do factor VIII. Noutros, observa-se uma "inversão" característica em que o gene do factor VIII é quebrado por uma inversão no fim do cromossoma X. Isto leva a uma forma grave de hemofilia A (Hoffbrand *etal.*, (2001); (Hoffbrand *etal.*, (2006)). Na Virgínia, Isaac Zoll, com 19 anos de idade, morreu após um ligeiro corte num dos seus pés com um machado. Desde o momento em que recebeu a ferida, até ao momento em que expirou, nenhum método pôde ser concebido para estancar a hemorragia: a ferida foi atada, o sangue jorrou pela boca ou pelas narinas. Cinco irmãos da pessoa acima referida sangraram até à morte, em períodos diferentes, dos seguintes acidentes: um recebeu uma picada com um espinho, outro, um arranhão com um pente, um terceiro, uma picada com agulha, um quarto machucou a bochecha contra um fogão, e o quinto recebeu um corte num dos polegares. O pai das pessoas acima teve duas esposas, e por cada uma, vários filhos; os que morreram desta forma singular foram da primeira esposa (Brinkhous, (1975); Forbes *etal.*, (1997); Owen *etal.*, (2001)). O primeiro relato escrito sobre hemofilia ocorreu no segundo século no Talmud babilónico. Nele o rabino Judah ha Nasi, redactor do Mishneh, escreveu: "Se ela circuncidou o seu primeiro filho e ele morreu, e um segundo também morreu, ela não deve circuncidar o seu terceiro filho". Esta passagem refere-se tanto à hemorragia prolongada causada pela circuncisão como à herança materna da doença (Robert *etal.*,

2003). A primeira

profissional médico para descrever uma doença foi Albucásia. No século X, descreveu famílias cujos homens morreram de hemorragias após apenas pequenos traumas (Hamarneh e Al-Zahrawi, Abul-Qasim Khalaf, 1976). Enquanto muitas outras referências descritivas e práticas à doença aparecem ao longo dos escritos históricos, a análise científica só começou no início do século XIX. Em 1803, o Dr. John Conrad Otto, médico filadélfia, escreveu um relato sobre "disposição hemorrágica existente em certas famílias", no qual chamou aos machos afectados "sangradores" (Nilsson *etal,* 1994). Ele reconheceu que a desordem era hereditária e que afectava sobretudo os homens e era transmitida por fêmeas saudáveis. A ideia de que os machos afectados podiam transmitir o traço às suas filhas não afectadas não foi descrita até 1813, quando John Hay publicou um relato no The New England Journalof Medicine (Hay 1813).

O termo "hemofilia" deriva do termo "hemorrhaphilia" que foi usado numa descrição da condição escrita por Friedrich Hopff em 1828, quando ele era estudante na Universidade de Zurique (Nilsson *etal.*, 1994) Em 1937, Patek e Taylor, dois médicos de Harvard, descobriram a globulina anti-hemofílica (Robert *etal.*, 2003). Em 1947, Pavlosky, um médico de Buenos Aires, descobriu a hemofilia A e a hemofilia B como doenças separadas, fazendo um teste laboratorial. Este teste foi feito através da transferência do sangue de um hemofílico para outro hemofílico. O facto de isto ter corrigido o problema de coagulação mostrou que havia mais do que uma forma de hemofilia. (Robert *etal.*, 2003).

A realeza europeia da hemofilia:

A hemofilia tem figurado de forma proeminente na realeza europeia e por isso é por vezes conhecida como "a doença real". A rainha Vitória passou a mutação ao seu filho Leopold e, através de algumas das suas filhas, a vários reais em todo o continente, incluindo as famílias reais de Espanha, Alemanha, e Rússia. Na Rússia, o Czarevitch Alexei Nikolaevich, filho de Nicolau II, era descendente da Rainha Vitória através da sua mãe Imperatriz Alexandra e sofria de hemofilia. Foi afirmado que Rasputin foi bem sucedido no tratamento da hemofilia do czarevitch. Na altura, um tratamento comum administrado por médicos profissionais era a utilização de aspirina, o que piorava o problema em vez de o atenuar. Acredita-se que, ao simplesmente aconselhar contra o tratamento médico, Rasputin poderia trazer uma melhoria visível e significativa à condição de Alexei.

Em Espanha, a filha mais nova da Rainha Vitória, a Princesa Beatriz, teve uma filha, Victoria Eugenie de Battenberg, que mais tarde se tornou Rainha de Espanha. Dois dos seus filhos eram hemofílicos e ambos morreram de pequenos acidentes de viação: O seu filho mais velho, o Príncipe Alfonso de Espanha, Príncipe das Astúrias, morreu aos 31 anos de idade devido a hemorragia interna depois do seu carro ter atropelado uma cabina telefónica. O seu filho mais novo, o Infante Gonzalo, morreu aos 19 anos de idade de hemorragia abdominal na sequência de um pequeno acidente de viação em que ele e a sua irmã bateram num muro evitando um ciclista. Nem parecia ferido nem procurou cuidados médicos imediatos, Gonzalo morreu dois dias mais tarde devido a hemorragia interna.

Dados do centro de hemofilia do Sudão:

Os dados recolhidos do centro de hemofilia no Sudão foram os seguintes:

Os pacientes registados eram 870 pacientes com distúrbios hemorrágicos. São classificados da seguinte forma: 537 (61,7%) doentes foram diagnosticados como hemofilia A, 89 doentes (10,2%) foram hemofilia B, 95 doentes (10,9%) foram doença de von Willbrand, 43 doentes (4,9%) foram doenças plaquetárias e os 106 doentes (12,2%) foram doenças de factor V e factor VII. (Centro de hemofilia do Sudão 2011).

Capítulo 1

Factor VIII Gene:

O gene do factor humano VIII foi clonado entre 1982 e 1984 por Gitschier e colegas da Genentech Incorporation. (Gitscliiere/V., 1984): na altura o gene era o maior descrito (186kb). O mapeamento posiciona o gene do factor VIII na banda mais distal (Xq28) do braço longo do cromossoma X (*Poustkaeta/.*, (1991); Freije&Schlessinger, (1992)). Como mostrado em(Figura 1.1), a análise do gene revela 26 exons, 24 dos quais variam em comprimento de 69 a 262 pares de bases (bp): os restantes exons muito maiores, 14 e 26, contêm 3106 e 1958 bp respectivamente (a grande maioria do exon 26 é 3' sequência não traduzida).

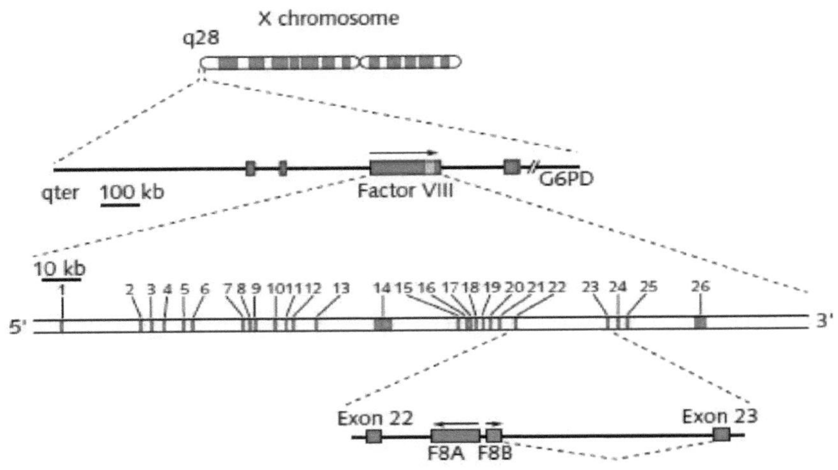

Figura 1.1: Representação esquemática da localização cromossómica e estrutura do gene do factor VIII.*(Kazazianeta/.,1995).*

O mRNA de FVIII emendado tinha aproximadamente 9kb de comprimento e prevê uma proteína precursora de 2351 aminoácidos dos introns, 6 são maiores do que 14 kilobases (kb). Excepcionalmente, o intrão que separa os exons 22 e 23 (IVS22) contém uma ilha CpG associada a duas transcrições adicionais, denominadas factor VIIIA (Levinson *etal.,* 1990) e factor VIIIB (Levinson *etal.,* 1992). O factor VIIIB foi uma transcrição de 2,5kb e foi transcrito na mesma direcção que o gene FVIII, utilizando um exão privado mais exões FVIII 23-26. O factor VIIIA, contudo, não contém introns e foi transcrito na direcção oposta à do gene FVIII: além disso, foram encontradas duas cópias adicionais do factor VIIIA, aproximadamente 400kb teloméricas ao gene FVIII (Levinson *etal.,* 1990): estas cópias do factor VIIIA estão implicadas em quase metade da hemofilia A grave através de um mecanismo de inversão parcial. As funções se alguma das transcrições do factor VIIIA e do factor VIIIB e os seus potenciais produtos traduzidos são desconhecidos, embora as transcrições do factor VIIIA tenham sido encontradas numa grande variedade de tecidos.

Estrutura e Função do Factor VIII:

O factor VIII circula no plasma como um grande complexo de glicoproteínas não - covalentemente à gigantesca proteína adesiva multimérica von Willebrand factor (vWf) que actua como portador do factor VIII tanto durante a sua secreção como na circulação geral. A sequência de FVIII cDNA previu uma proteína secretada madura constituída por 2332 aminoácidos com um peso molecular calculado de 265kDa (sem hidratos de carbono). A análise da sequência mostrou muito claramente uma estrutura de domínio repetitiva A1-A2-B-A3- C1-C2 *(Vehar etal.,* 1984). Além disso, foi observada uma homologia próxima (Figura 2.1) ao factor de coagulação V (também A1-A2-B-A3-C1-C2, embora os domínios B aparentemente não estejam relacionados) e à caeruloplasmina da proteína plasmática (A1-A2-A3) *(Vehar etal., (1984); Koschinsky etal.,* (1986); Kane *etal.,* (1986)). A homologia menos óbvia dos domínios C também foi observada com a proteína da membrana globular da gordura do leite (Stubbsetal., 1990), discoid em I (Vehar *etal.,* 1984) e uma tirosina quinase receptora encontrada nas células do carcinoma mamário (Johnson *etal.,* 1993). Ainda não foi identificada nenhuma homologia significativa entre o domínio B do FVIII e qualquer outra sequência proteica em bases de dados de sequência proteica.

O FVIII era altamente sensível ao processamento proteolítico antes e depois da secreção e apenas uma pequena fracção do FVIII circulante estava na forma de cadeia única: a maioria consiste em cadeias pesadas de comprimento variável (consistindo nos domínios A1 e A2 juntamente com comprimentos variáveis do domínio B) ligadas de forma nãoovalente a cadeias leves consistindo nos domínios A3, C1 e C2 (Vehar *etal.,* 1984). A expressão de FVIII recombinante activo sem o comprimento total do domínio B confirmou que este domínio era desnecessário para a actividade de coagulação (Eaton *etal.,* 1986): uma clivagem após R740 (provavelmente por trombina) durante a coagulação serve para o remover.

A função do FVIII era actuar como um cofactor essencial para a activação do factor X (FX) pelo factor IX (FIXa) activado numa superfície fosfolípida adequada, amplificando assim o estímulo de coagulação muitas vezes (van Dieijen *etal.,* (1981); Mann *etal.,* (1990)). O processamento proteolítico medeia tanto a geração como a destruição desta actividade. Assim, para participar nesta reacção de plasma, o FVIII deve primeiro ser clivado proteolíticamente em dois locais distintos que se encontram nas interfaces entre domínios - após R372 (junção A1/A2) e após R1689 (junção B/A3) (Pittman, e Kaufman(1988); Hill-Eubanks *etal.,* (1989)). A primeira clivagem pode servir para permitir que o ligador ácido a1 curto (~30 resíduos) entre os domínios A1 e A2 funcione como um sítio de ligação para A2 na espécie FVIIIa activa heterotrimérica proposta *(Fay etal.*, 1993), enquanto que a segunda permite a dissociação do FVIII da vWf através da remoção do peptídeo ácido de 40 resíduos a2 com um sítio de ligação vWf (Leyte *etal..*, 1991): pensava-se que o Factor VIIIa era então capaz de interagir com uma superfície fosfolípida através do seu domínio C2 e formar um complexo macromolecular com factores de membrana IXa e X. Mais clivagem proteolítica por proteína C activada (APC), trombina, FIXa ou FXa pode especificamente inactivar o Factor VIIIa por clivagem após R336 (todas as quatro enzimas) após 1719 (apenas FIXa), ou após R562 (apenas APC) fVehar *etal,* (1984); Walker *etal.,* (1987); O'Brien *etal.,* (1992)): esta última pode ser a mais importante na regulação da actividade FVIII após a coagulação. Além disso, a subunidade A2 do factor VIIIa heterotrimérico altamente purificado demonstrou dissociar-se espontaneamente do complexo in vitro com completa perda de actividade, embora o complexo activo possa ser estabilizado contra esta dissociação quando complexado com Factor IXa e fosfolípido (Curtis *etal.,* 1994). A figura 2.2 mostra em diagrama um esquema para a activação e inactivação do FVIII. A glicoproteína de factor VIII-C segregado no plasma é um heterodímero com uma cadeia leve derivada do carboxi terminal (peso molecular era de 80.000) numa associação dependente do metal com a cadeia pesada derivada do amino terminal (MW: 90.000-200.000) (figura 2.2).

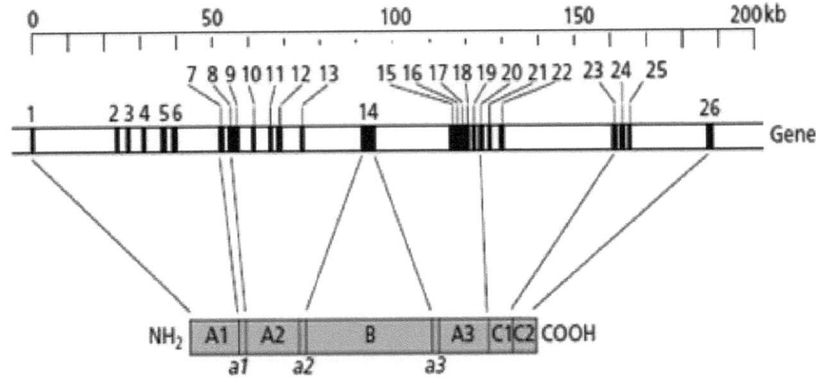

Structural Domains of Human FVIII

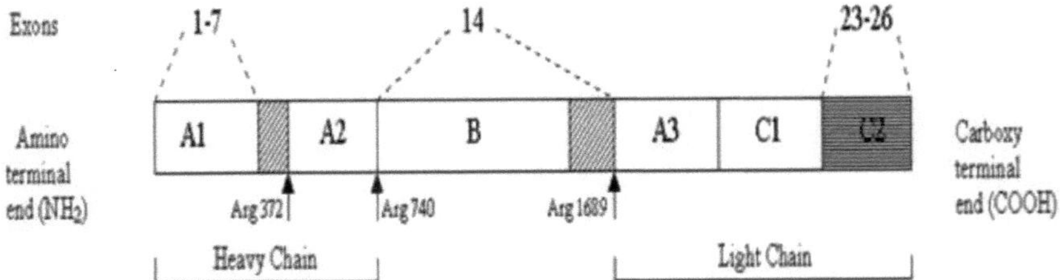

Figura 2.2 Domínios estruturais do FVIII humano *(Veharetal., 1984)*.

Produção do factor FVIII:

Pensa-se que os locais primários de produção do factor VIII-C são o fígado e o sistema reticuloendotelial. O transplante do fígado corrige a deficiência do factor VIII em pessoas com hemofilia, e as pessoas com hemofilia ligeira com doença hepática progressiva têm um aumento dos níveis do factor VIII, estabelecendo assim o fígado como o principal local de síntese do factor VIII. O factor VIII mRNA foi detectado no fígado, baço, e outros tecidos. (Brinkhous, 1975). Estudos da produção do factor

VIII na célula transfectadalinhas mostraram que, após a síntese, o factor VIII move-se para o lúmen do retículo endoplasmático, onde estava ligado a várias proteínas que regulam a secreção, particularmente a proteína de ligação à imunoglobulina, da qual tem de se dissociar num processo dependente da energia. A clivagem do peptídeo de sinal do factor VIII e a adição de oligossacarídeos também ocorrem no retículo endoplasmático. As proteínas de chaperone, calnexina e calreticulina, aumentam tanto a secreção como a degradação do factor VIII. A concentração plasmática do factor VIII-C era aproximadamente (200 ng/ml), enquanto que a do factor von Willebrand era aproximadamente 10 mcg/ml. O factor von Willebrand parece promover a montagem das cadeias pesadas e leves do factor VIII e uma secreção mais eficiente do factor VIII a partir do retículo endoplasmático. Também direcciona o factor VIII para os corpos Weibel-Palade, que são os locais de armazenamento intracelular para o factor von Willebrand. No plasma, o factor VIII foi estabilizado e protegido da degradação devido à sua associação com um excesso de 50 molares da proteína do factor von Willebrand; a cadeia ligeira do factor VIII-C interage não covalentemente com a região N-terminal da proteína do factor von Willebrand. Na presença da proteína normal do factor von Willebrand, a meia-vida do factor VIII-C foi de aproximadamente 12 horas, enquanto que na ausência do factor von Willebrand, a meia-vida do factor VIII-C foi reduzida para 2 horas (Forbes *etal.,*(1997); Owen *etal.,* (2001); *Kazazianetal.,* (1995)).

Meia-vida do factor VIII:

Foram encontradas grandes variações inter individuais no nível do factor VIII após infusões do factor VIII em doentes com deficiência do factor VIII. Numa tentativa de compreender este fenómeno, foram realizados extensos estudos farmacocinéticos em 32 doentes com hemofilia A (30 com doença grave e 2 com doença ligeira) que receberam terapia de substituição com rFVIII ou uma preparação monoclonal purificada por anticorpos. Verificou-se que a meia-vida do factor VIII foi significativamente influenciada pelo tipo de sangue e pelo nível do factor von Willebrand. A meia-vida do factor VIII de doentes com tipo sanguíneo O foi muito mais curta a $15 \pm 0,9$ horas em comparação com a dos doentes do tipo A, que tiveram uma meia-vida mais longa de $19,7 \pm 0,9$ horas (significativa a $P = .003$). Os doentes mais velhos com níveis de factor von Willebrand mais elevados tinham factor VIII com meia-vida mais longa (Reitsma, 2001).

Fisiologicamente, factores tais como estrogénios, gravidez, exercício e epinefrina podem elevar os níveis do factor VIII. A extensão do aumento dos níveis do factor VIII induzido pelo exercício foi demonstrado num estudo com atletas experientes após uma maratona de 42 km num dia relativamente fresco e nublado. Foi encontrado um aumento de 3 vezes nos níveis do factor VIII-C e do antigénio do factor von Willebrand, juntamente com uma mudança no padrão multer do factor von Willebrand. Vários medicamentos e doença hepática progressiva podem induzir um aumento nos níveis do factor VIII em pessoas com hemofilia A. (Ozgur *etal.*, 2007).

Porque é que a deficiência de FVIII leva à hemofilia?

Enquanto ambas as vias de coagulação geram FXa, a hemofilia foi associada especificamente à deterioração da via intrínseca dependente de FVIII; isto implica que o funcionamento da via extrínseca por si só era insuficiente para manter a hemostasia. Foi feita a hipótese de que o inibidor da via de inibição do factor do tecido desliga a via dependente de TF antes de poder gerar FXa suficiente para suportar a formação de quantidades hemostáticas de trombina. Na via intrínseca, conforme detalhado acima, o FVIIIa aumenta a actividade catalítica do FIXa em várias ordens de magnitude. Isto resulta numa conversão aproximadamente 50 vezes mais eficiente de FXa pela via intrínseca em comparação com a via extrínseca (Christine *etal.*, (2005). Assim, o papel da via intrínseca era gerar grandes quantidades de FXa e, desta forma, proporcionar uma propagação espacial eficiente do processo de coagulação iniciado pela via TF -dependente. Este papel foi apoiado pela monitorização em tempo real do crescimento do coágulo espacial a partir da monocamada de células TF; no plasma hemofílico houve um atraso específico do crescimento do coágulo durante a fase de propagação, mas não na fase de iniciação. (Ovanesov *etal.*, 2003). O modelo de coagulação baseado em células (Hoffman e Monroe, 2001) sugeriu uma elucidação adicional do papel da via intrínseca na coagulação. Este modelo tem em consideração que a geração de FXa pelas vias extrínsecas e intrínsecas ocorre em diversas superfícies fosforo-lípidas; especificamente, pode ocorrer na superfície de células portadoras de TF ou, alternativamente, na superfície de plaquetas activadas na proximidade imediata do factor V activado, um componente do complexo protrombinase. Enquanto a FXa gerada através da via extrínseca será rapidamente inactivada pelo antitrombina III ou inibidor da via do factor tecidual, a FXa gerada pela via intrínseca será imediatamente incorporada no complexo da protrombinase. Isto desencadeará uma explosão de geração de trombina. Assim, além de quantidades insuficientes de FXa geradas, na hemofilia houve uma falha específica na activação de FXa da superfície plaquetária, isto leva a uma falha na geração de trombina da superfície plaquetária e resulta numa deficiência da hemostasia (Christine *etal.*, 2005).

Capítulo 2

Patologia Molecular da Hemofilia A:

Factor VIII defeitos genéticos encontrados na hemofilia A:

Os defeitos do factor VIIIgene associados à hemofilia A podem ser divididos, por conveniência, em várias categorias: (i) rearranjos grosseiros do gene; (ii) inserções ou supressões de sequência genética de tamanho variável de um par de bases até ao gene inteiro; e (iii) substituições únicas da base de ADN que resultem em substituição de aminoácidos ("missense"), terminação prematura da cadeia do peptídeo ("nonsense" ou stop mutations) ou defeitos de emenda do mRNA. A base de dados online da mutação A (europium.csc.mrc.ac.uk) lista agora mais de 1800 relatórios individuais de variantes de factor VIII de todo o mundo, incluindo todas as inserções/deleções e substituições de DNA de base única, quer submetidas directamente à base de dados, quer derivadas de relatórios de revistas. Todas as classes de defeitos podem resultar em doenças graves. No entanto, o defeito clinicamente mais importante foi um rearranjo genético (uma inversão) envolvendo o factor VIIIintron 22, que resulta em aproximadamente 50% de todos os casos de doenças graves a nível mundial. As inversões são omitidas da base de dados, uma vez que são quase inteiramente idênticas tanto geneticamente como por fenótipo, e portanto altamente redundantes. (Christine *etal.*, 2005)

Reorganização dos genes

Tal como acima referido, os rearranjos genéticos brutos do FVIII consistem quase inteiramente numa inversão única cujo mecanismo foi descrito em 1993 e que se sabia agora ser responsável por aproximadamente 50% de todos os casos de hemofilia grave A. Antes destes estudos, a PCR

A amplificação de todos os 26 exões do factor VIII detectou mutações em apenas cerca de 50% dos casos de hemofilia grave (Higuchi *etal*, 1991) No entanto, a RT- PCR do mRNA do factor VIII da maioria dos restantes casos graves mostrou que não foi possível uma amplificação entre os exões 22 e 23, sugerindo um rearranjo dentro do gene do factor VIII nesta região. Excepcionalmente, o intrão que separa os exões 22 e 23 (IVS22)contém uma ilha CpG associada a duas transcrições adicionais, originalmente denominadas factor VIIIA e factor VIIIB. O factor VIIIB era uma transcrição de 2,5 kb e foi transcrito na mesma direcção que o factor VIIIgene, utilizando um exão privado mais o factor VIII exons 23-26. O factor VIIIA foi transcrito na direcção oposta ao gene do factor VIII: além disso, foram encontradas duas cópias adicionais do factor VIIIA aproximadamente 300 e 400 kb teloméricos ao gene do factor VIII (figura

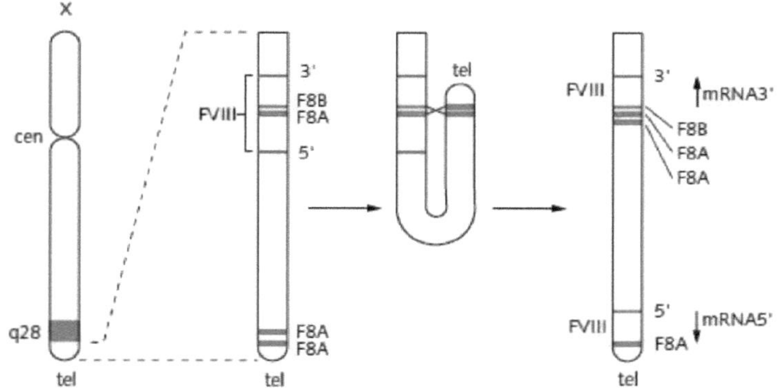

1.3).

Figura (1.3) Inversão do factor VIII na ponta de viragem. (Drew Provan, John G. Gribben, 2010).

Assim, a grande maioria dos casos "ausentes" de hemofilia grave foram explicados pela recombinação homóloga entre a sequência intrónica de 9,5-kb (agora denominada *int22h-1)* e um dos dois homólogos extragénicos desta sequência *(int22h-2* e *int22h-3)*. A recombinação ocorre 17 durante a divisão meiótica da espermatogénese, resultando numa grande inversão e translocação da sequência genética, incluindo os exões 1-22 um caminho dos exões 23-26 (Figura 1.2). Destes dois tipos comuns de inversão de intrão 22, o homólogo distal foi responsável pela maioria dos casos de hemofilia A grave, enquanto que o cruzamento com a cópia proximal resulta numa minoria adicional de casos. (Christine *etal.*, 2005).

O desenvolvimento de um ensaio de PCR de tubo único que combina a PCR sobreposta com a PCR de longa distância para obter o diagnóstico genético das inversões causadoras de hemofilia A (Fig. 2.4). A inversão foi detectada através da realização directa de PCR a partir de ADN genómico com quatro iniciadores que diferenciam o tipo selvagem, inversão e portador. Dois iniciadores, P e Q, estão localizados dentro do gene do factor VIII nas posições -1212 bp e +1334 bp de flanco int22h1. Dois primários, A e B, estão localizados nas posições -167 bp e +118 bp de flanco int22h2 e int22h3. Os segmentos PQ (12 kb) e AB (10 kb) são produzidos em machos homozigotos do tipo selvagem. Os machos com hemofilia devido à inversão produzem os segmentos PB (11 kb) e AQ (11 kb) juntamente com o segmento 10-kb AB do homólogo extragénico não recombinado. As transportadoras femininas produzem segmentos PQ, PB + AQ, e AB. Em todos os casos, um segmento AB serve de controlo interno porque pelo menos uma cópia de int22h2 ou int22h3 permanece intacta. Os três segmentos são facilmente separados num gel de agarose a 0,6% (Qiangetal,. 1998)

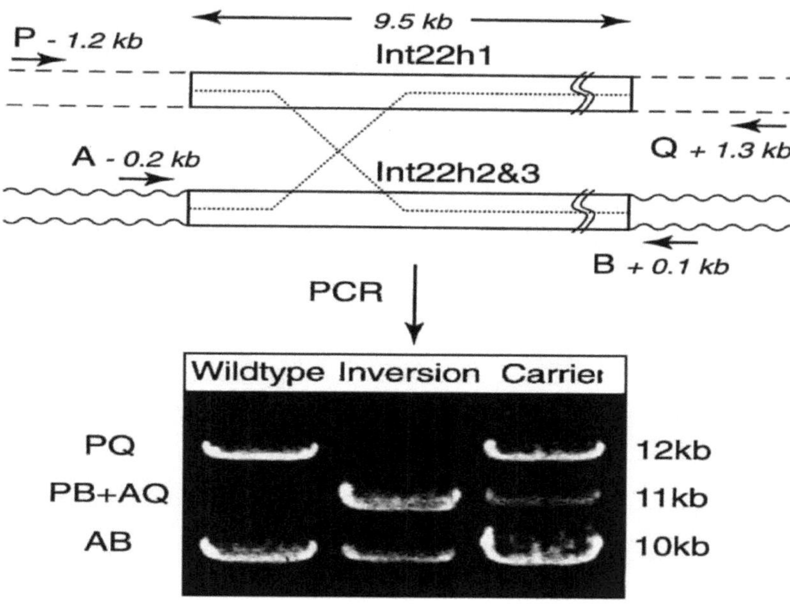

Figura 1.4 Esquema do ensaio de PCR. Os quatro iniciadores (P, Q, A, e B). *(Qiangetal., 1998)*.

Foi agora reconhecido que a inversão se forma quase sempre durante uma meiose masculina. Acredita-se que a presença de uma grande região de não - homologia entre os cromossomas X e Y durante o acasalamento meiótico pode favorecer um desalinhamento e a presença de um segundo cromossoma X com uma região complementar pode actuar como factor estabilizador. Uma consequência clínica importante desta observação é que quando é diagnosticado um caso aparentemente novo e espontâneo de hemofilia em que a inversão genética é identificada, é provável que o defeito tenha surgido no alelo do avô materno e assim a mãe pode geralmente ser assumida como portadora e em risco de ter outro filho masculino afectado. O produto proteico truncado resultante é presumivelmente instável, resultando em hemofilia grave. A inversão não é encontrada em indivíduos com formas leves de hemofilia (Drew *etal.*, 2010).

Um artigo relata 16 novas pequenas mutações do factor VIII e rearranjos numa série de 80 famílias argentinas com hemofilia severa A. Utilizando um esquema actualizado de análise do factor VIII, encontramos 37 inversões do factor VIII (46%), 10 grandes supressões (13%), 13 pequenos ins/del (16%), 7 disparates (9%) e 8 mutações do missense (10%), incluindo 4 novas (p.T233K, p.W1942R, p.L2297P e p.L2301S). As potenciais alterações que levaram a uma grave -HA destas últimas mutações foram sugeridas pela bioinformática. O factor VIII-mutação foi caracterizado em 76 famílias (95%) (Liliana *etal.*, 2007). Também houve cinquenta e três (42,7%) famílias com intron 22inversão e uma (0,8%) família com intron 1inversão neste estudo. Uma vez que a intron 1 e a inversão intron 22 foram mutações causais bem estabelecidas, não haveria necessidade de procurar outras mutações nas regiões de codificação destas famílias (Shin-Yu *etal.*, 2008).

Mais recentemente, as inversões no intrão 1 do gene do factor VIII foram identificadas como causa de hemofilia grave e esta anomalia parece ser responsável por aproximadamente 5% de todos os casos de hemofilia grave. Dado que aproximadamente metade de todos os casos de hemofilia grave estão associados a estas duas inversões, é prática habitual examinar primeiro amostras de novos casos para estas duas anomalias (Drew *etal.*, 2010). O factor VIII mutações foram identificadas em 874 (89%), 146 (89%), e 133 (94%) famílias com hemofilia grave, moderada, ou ligeira A, respectivamente. As mutações que prevêem um alelo nulo foram responsáveis por 80%, 15%, e menos de 1% dos casos de hemofilia grave, moderada, ou ligeira A, respectivamente. Cerca de 40% das mutações de erro e disparate ocorreram num sítio CpG, sendo as argininas as mais frequentemente afectadas. Das pequenas supressões ou inserções, 29% ocorreram num dos dois trechos de adeninas, códões 1191-1194 (8As) e 1439-1441 (9As). Globalmente, estes "hotspotsrepresentaram 31% das mutações pontuais nos doentes com hemofilia A. Os inibidores desenvolveram-se em 22% dos doentes com hemofilia A grave, 8% dos doentes com doença moderada e em 4% dos doentes com hemofilia A ligeira. Os doentes que tiveram hemofilia A grave e mutações prevendo um alelo nulo desenvolveram inibidores com maior frequência (22 a 67%) do que os doentes com mutações de sentido errado (5%) (Maurizio *etal.*, 2008).

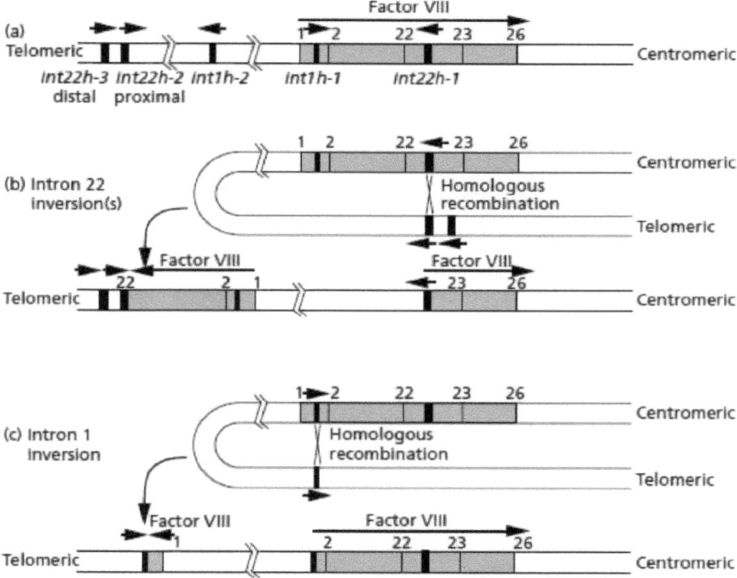

Figura1.5: Representação simplificada dos mecanismos de inversão genética resultando em hemofilia grave A. (Christine *etal.*, 2005).

Substituições de base única no gene do factor VIII:

A substituição de bases únicas em exões de factor VIII pode resultar em substituições de aminoácidos (variantes "missense") ou a introdução de códões de paragem que causam truncagem prematura da cadeia do peptídeo (variantes "nonsense"). Em Além disso, a substituição de base única nos locais de emenda do mRNA (nos limites do intronexon) pode resultar em variantes de emenda, que podem ou não incluir também uma alteração de aminoácidos (Christine *etal.*, 2005). As mutações de Missense são na realidade muito mal representadas por kilobase de sequência de codificação, reflectindo a dispensabilidade do domínio B para a actividade funcional. Enquanto as mutações de Missense e as variantes de emenda estão associadas a todas as severidades da doença, as mutações de paragem (como esperado) resultam quase exclusivamente em doenças graves. Casos de base única em que o estatuto de inibidor é conhecido, um caso é relatado como inibidor positivo em geral, de acordo com estudos publicados sobre a incidência de inibidores com alguns destes associados a doenças graves. As razões para esta distribuição altamente enviesada de casos inibidores-positivos em relação à posição da mutação stop no mRNA do FVIII são desconhecidas, embora várias hipóteses tenham sido formuladas (Oldenburg e Tuddenham, (2003); Goodeve e Peake, (2003)). Várias mutações que estão amplamente separadas na sequência linear do FVIII (e que têm fenótipos de ensaio laboratorial semelhantes) agrupam-se nas interfaces entre domínios: a mutação destes resíduos nas interfaces leva a uma maior dissociação do domínio A2 do A1 e A3, reduzindo assim a actividade do FVIII. É uma suposição razoável que aproximadamente dois terços de todas as mutações de falha hemofílica causarão o fenótipo por secreção ou estabilidade defeituosa de FVIII, enquanto que os restantes um terço geram uma molécula disfuncional. Contudo, apenas o desempenho dos ensaios de antigénio FVIII permite a atribuição de uma determinada mutação à categoria apropriada de patologia molecular: na ausência destes dados, análises sofisticadas de conservação de resíduos interespécies ou modelação estrutural podem ser enganadoras. Pequenas eliminações geralmente causam mudanças de estrutura e estão quase todas associadas a doenças graves: no entanto, tal como nas pequenas inserções, há um pequeno número de casos moderados ou ligeiros, frequentemente associados a "A-runs", mas também com eliminações de estrutura. O desenvolvimento global de inibidores é inferior ao esperado, em 21% de todos os casos únicos com estatuto conhecido, em comparação com valores de cerca de 30% para mudanças de moldura de inserção e mutações sem sentido de pontos de mutação. (Christine *etal.*, 2005).

Inserções e eliminações de sequências

A base de dados de mutações de hemofilia A lista tanto o factor VIIIinserções como as eliminações mais numerosas. As eliminações do factor VIII são divididas por conveniência em grandes (>50 bp) e pequenas (<50 bp).

Inserções de sequências

Existem 103 relatórios individuais de inserções associadas à hemofilia A; contudo, estes são compostos por apenas 57 eventos de inserção únicos, a grande maioria dos quais são muito curtos (menos de 10 bp), com um número muito pequeno de inserções maiores, tais como elementos LINE (Kazazianetal., 1988) ou repetições Alu (Sukarovaetal., 2001). A maioria dos relatórios repetitivos consiste em inserções de uma base adicional de adeninas no local de uma série de adeninas; por exemplo, há nada menos que 20 casos separados não relacionados de inserção de um A numa série de oito As nos códões 1439-1441, e mais 12 casos de inserção de A numa série de nove As nos códões 11911194. As séries de As no factor VIIIcDNA são relativamente comuns, e estas inserções (e pequenas supressões, ver abaixo) resultam de um deslizamento da polimerase do ADN durante a replicação. Embora a grande maioria das inserções cause mudanças de estrutura resultando em hemofilia grave, um pequeno número de casos de inserção "A-run" estão associados a baixos mas mensuráveis níveis de actividade do factor VIII e apenas moderada (ou mesmo ligeira) gravidade clínica. Isto resulta provavelmente de uma pequena percentagem de moléculas normais de mRNA produzidas por erros de deslizamento "correctivos" no modelo mutante durante a transcrição. Das 57 inserções únicas, 43 têm o estatuto de inibidor reportado, com 35% dos casos de inibidor positivo uma percentagem muito semelhante à encontrada nas mutações de paragem de base única (ver acima), como se pode esperar (Christine *etal.*, 2010).

Eliminações sequenciais
Subgrupo de pequenas supressões (<50 bp):

Existem 211 pequenos relatórios individuais de eliminação na base de dados, compostos de 152 pequenas eliminações únicas, das quais 47% (71/152) são de bases únicas. Tal como nas pequenas inserções (ver acima) quase todos os relatórios múltiplos são de apagamentos de um único A numa série de As: por exemplo, há 35 relatórios separados de um apagamento de A numa série de nove As nos códões 1191-1194, que é também um ponto de acesso para inserções de base única (ver acima). Pequenas eliminações geralmente causam mudanças de moldura e estão quase todas associadas a doenças graves: contudo, tal como nas pequenas inserções, há um pequeno número de casos moderados ou ligeiros, frequentemente associados a "A-runs" mas também a eliminações por infravermelhos. O desenvolvimento global de inibidores é inferior ao esperado, em 21% de todos os casos únicos com estatuto conhecido, em comparação com valores de cerca de 30% para mudanças de enquadramento de inserção e mutações de pontos sem sentido. (Lavergne *etal.*, 1992)

Grande subgrupo de supressões (>50 bp)

Existem 120 relatórios individuais na base de dados, provavelmente compreendendo perto desse número de grandes supressões únicas (os métodos de detecção são bastante imprecisos, pelo que é difícil comparar diferentes relatórios em que a sequência eliminada pode ser simplesmente dada como "10kb" ou "exons 1-5"): as supressões variam entre apenas algumas centenas de bases até mais de 210 kb suprimindo todo o gene, e são responsáveis por cerca de 5% dos casos de hemofilia A grave. Grandes deleções no gene do factor VIII dão quase invariavelmente origem a doenças clinicamente graves, sem actividade FVIII mensurável ou antigénio. Inesperadamente, contudo, existem quatro relatos independentes de doença clinicamente moderada (dois citando níveis de actividade FVIII baixos mas mensuráveis, um também um nível normal de antigénio FVIII), todos associados com supressões exon-skipping para o terminal C da proteína FVIII, envolvendo exon 22, (*Youssoufianetal.*, 1987), exons 23-24 (Wehnertetal., (1989); Lavergne *etal.,* (1992)), e exon 25 *(Gauetal.,* 2003). Notavelmente, uma secreção significativa ou mesmo normal de FVIII hipoactivo sem sequências de aminoácidos C-terminais pode ocorrer nestes casos, aliviando a gravidade clínica. Existe um nível muito elevado de desenvolvimento de inibidores (45%) neste subgrupo de casos (43/96) - muito superior ao encontrado para o pequeno subgrupo de eliminação (21%): claramente, existe uma relação entre o tamanho da eliminação e a probabilidade de desenvolvimento de inibidores. O agrupamento de todas as eliminações produz uma taxa global de desenvolvimento de inibidores de 32% (67 de 212), semelhante tanto ao grupo de inserção (35%) como ao grupo de mutação sem sentido (34%) (Christine *etal.*, 2005).

Factor VIII inibidores

Inibidores do factor VIII -imunologia:

A resposta imunitária ao factor VIII (FVIII) apresenta várias características que o tornam único. Os anticorpos ao FVIII são feitos por indivíduos saudáveis, por doentes que sofrem de hemofilia A, e por doentes afectados por algumas doenças auto-imunes. O FVIII é um auto-anticorpo na primeira e terceira destas situações. No segundo caso, o FVIII é administrado por via intravenosa e numa base recorrente. As diversas características tornam essencial considerar a resposta imunitária ao FVIII de um ponto de vista geral, e não apenas como uma resposta peculiar que ocorre apenas numa proporção de doentes com hemofilia A. . (Christine *etal.*, 2010).

História natural do desenvolvimento de inibidores:

Embora o factor (F) VIII anticorpos se desenvolvam em 25-30% das crianças com hemofilia grave A após tratamento com produtos contendo FVIII, muitos factores determinam quais os indivíduos que desenvolvem inibidores e quando o fazem. Os factores que influenciam o desenvolvimento de inibidores de FVIII incluem os factores do doente, bem como os factores de tratamento. Embora estudos prospectivos ocasionais e a longo prazo do desenvolvimento de inibidores tenham sido realizados mais cedo, a maioria foi concebida e conduzida a partir do final dos anos 80, quando produtos de alta pureza, viralmente inactivados e produtos recombinantes (r) foram desenvolvidos para uso clínico. Estes estudos multicêntricos incluíram ensaios de inibidores realizados a intervalos especificados após a primeira exposição de cada indivíduo a um novo produto FVIII. Embora os factores paciente e de tratamento variassem nestes estudos observacionais, certos factos importantes tornaram-se aparentes:

• A maioria dos inibidores ocorre em pessoas com hemofilia A grave (aqueles com níveis de base de FVIII < 0.01 U/mL).

• A maioria desenvolve-se após relativamente poucos dias de exposição (ED) ao FVIII (mediana 9-11 ED).

• A maioria ocorre na primeira infância.

• Os inibidores são mais susceptíveis de ocorrer em pessoas de ascendência africana.

• Os inibidores são mais susceptíveis de ocorrer em doentes cujo(s) irmão(s) hemofílico(s) tenha(m) inibidores.

• Alguns pacientes inibidores são "high responders", tendo uma rápida resposta anamnéstica ao FVIII, enquanto outros são "low responders", com concentrações de inibidores nunca excedendo algumas unidades de Bethesda (BU).

• Alguns inibidores (geralmente de baixo título) desaparecem com o tempo, apesar do tratamento episódico contínuo ("on-demand") com FVIII. (Christine *etal,* 2005).

Capitulo 3

Sintomas da doença:

Primeiro, é importante perceber que os hemofílicos não sangram mais depressa do que as pessoas normais, simplesmente não conseguem parar de sangrar. Os doentes com hemofilia grave são geralmente diagnosticados no primeiro ano de vida. Sofrem fortes hematomas e hemorragias das gengivas à medida que os seus dentes de bebé entram, e sofrem hematomas invulgarmente graves ao aprenderem a andar. Ao longo da vida, **os hemofílicos graves experimentam** episódios de hemorragia espontânea. Estas hemorragias espontâneas ocorrem mais frequentemente nas suas articulações, mas também ocorrem nos seus músculos e sob a pele. Os hemofílicos graves também sofrem frequentemente hemorragias nasais, sangue na suaurina e sangue nas suas fezes (Michelle, 2008).

As pessoas com hemofilia moderada geralmente não têm episódios de hemorragia espontânea. Os seus problemas de hemorragia ocorrem depois de sofrerem uma lesão, mesmo de menor gravidade. Em muitos aspectos os seus sintomas são semelhantes aos de hemofílicos graves, apenas ocorrem com menos frequência. As pessoas com hemofilia moderada são todas diferentes quando se trata dos sintomas da doença que experimentam, pelo que os episódios de hemorragia podem variar de uma vez por mês a uma vez por ano. Como os sintomas de hemofilia moderada ainda são graves, os doentes são geralmente diagnosticados antes dos 5 ou 6 anos de idade (Michelle, 2008).

Muitas pessoas com hemofilia leve só são diagnosticadas mais tarde na vida, quando são adolescentes ou mesmo adultos. Não sofrem hemorragias espontâneas, mas sem tratamento, podem sofrer hemorragias prolongadas após lesões graves, cirurgias, e procedimentos dentários. Precisam de receber factor de coagulação antes da cirurgia ou procedimentos dentários para reduzir o seu risco de hemorragia. Estes podem ser os únicos momentos em que uma pessoa com hemofilia ligeira recebe tratamento para a sua doença (Michelle, 2008).

Complicações associadas à Hemofilia Hemorrágica:

Os joelhos são um alvo comum em hemofílicos por duas razões. O ne, os joelhos têm de suportar o peso do corpo, pelo que suportam muito stress diariamente. Em segundo lugar, a articulação do joelho é feita para ter uma vasta gama de movimentos. Por ser mais flexível, a articulação do joelho é também menos estável, o que a torna mais vulnerável a lesões. Uma boa força muscular pode ajudar a estabilizar e proteger as articulações do joelho. Infelizmente, quando um hemofílico desenvolve uma hemorragia do joelho, a articulação do joelho deve ser mantida imóvel até a hemorragia parar. Isto faz com que os músculos em redor do joelho fiquem fracos devido à inactividade. Como os músculos que suportam o joelho são mais fracos após uma hemorragia articular, a articulação é agora ainda mais susceptível a outra hemorragia. A fisioterapia para fortalecer os músculos que suportam o joelho pode ser muito útil na redução do número de hemorragias nessa articulação. (Michelle, 2008). A maioria de todos os episódios de hemorragia que um hemofílico irá experimentar, seja esporádica ou por causa de trauma, serão hemorragias nas articulações. Hemartrose é o nome dado a um episódio de hemorragia hemofílica que ocorre nas articulações. Existem muitas articulações no corpo humano, mas 80% das hemartroses ocorrem nos joelhos, cotovelos, e tornozelos. Só raramente é observada hemartrose nos ombros, ancas, mãos e coluna vertebral (Michelle, 2008). Quando começa uma hemorragia articular, os pacientes descrevem uma "aura", ou uma sensação de calor e formigueiro à medida que o sangue começa a inundar a cavidade articular. A aura pode durar cerca de duas horas. À medida que a hemorragia progride, os pacientes relatam frequentemente que têm uma sensação de aperto na articulação, mas descrevem a sensação como desconfortável em vez de dolorosa. Infelizmente, à medida que a pequena cavidade articular se enche de sangue, e o sangue pressiona fortemente os nervos dentro da articulação, segue-se uma dor intensa. No seu auge, a articulação está gravemente inchada, quente ao toque, e todo o movimento é perdido. A pressão intensa da articulação inchada ajuda realmente a retardar a hemorragia, e uma vez parada, levará vários dias a semanas para que a articulação drene e volte ao normal.

Deformidades articulares:

As deformidades articulares são a complicação número um da hemorragia descontrolada. As articulações mais frequentemente danificadas são os joelhos, tornozelos e cotovelos, com as articulações da anca e ombro a sangrarem menos frequentemente. Os hemofílicos têm frequentemente uma articulação, conhecida como articulação "alvo", que sangra com mais frequência do que outras. Ryan White, um jovem hemofílico, descreveu a hemorragia articular desta forma. (Beverly, 2003).

Mesmo uma hemorragia articular grave, pode iniciar o processo de danos permanentes. Mais frequentemente, os danos resultam de muitas hemorragias na mesma articulação. Os hemofílicos adultos graves, que cresceram antes do tratamento profiláctico ser comum, têm quase sempre alguma deformidade articular. Os hemofílicos mais jovens que recebem tratamento profiláctico escapam frequentemente às deformidades (Beverly, 2003). O sangue é altamente irritante para o sinovium e provoca um crescimento sinovial excessivo, com tendência para se redobrar a partir de tecido vascular friável, criando assim um círculo vicioso. É provavelmente através da acumulação de ferro em condrócitos que ocorre uma rápida artrite degenerativa, levando a uma irregularidade de contorno articular, depois a um desbaste da cartilagem, crescimento ósseo excessivo e cistos subcondral, e finalmente, anquilose. Como resultado do círculo vicioso de hemorragia e hipertrofia sinovial, uma determinada articulação tende a tornar-se a "articulação alvo" num indivíduo, enquanto outras articulações podem ser relativamente poupadas (Beverly 2003). A inflamação é na realidade um conjunto complicado de reacções químicas. Depois de

inflamações múltiplas, o número de células na membrana sinovial aumenta, a articulação incha de tamanho e com o tempo começa a parecer muito grande e inchada. O número de vasos sanguíneos na membrana sinovial também aumenta, e mais importante ainda, estes vasos sanguíneos tornam-se muito frágeis. Esta é uma má combinação para um hemofílico, porque ao aumentar o número de vasos sanguíneos frágeis, a articulação torna-se muito vulnerável à hemorragia. O resultado é uma articulação alvo que experimenta um ciclo interminável de hemorragias articulares, com cada episódio de hemorragia tornando a articulação mais susceptível a outra hemorragia (Michelle, 2008). A hemorragia muscular pode ser vista em qualquer sítio anatómico, mas apresenta-se mais frequentemente nos grandes grupos de carga da coxa, panturrilha, parede abdominal posterior e nádegas. Os efeitos da pressão local causam frequentemente neuropatia de aprisionamento, particularmente do nervo femoral, com hemorragia do iliopsoas. Isto causa uma tríade sintomática comum de dor na virilha, flexão da anca e perda sensorial coetânea sobre a distribuição do nervo femoral. A hemorragia na barriga da perna, antebraço ou músculos peroneais pode levar a necrose isquémica e contractura (*Hoffbrandetal.*, 2005). Uma articulação alvo desenvolve-se normalmente como resultado de ter sofrido vários episódios de hemorragia. Alguns sinais de que uma articulação alvo se está a desenvolver são o inchaço e o calor contínuos após o fim de um episódio de hemorragia. O que está a acontecer é que a hemorragia repetida na articulação irrita a membrana sinovial. A membrana sinovial é uma camada de tecido mole que alinha as extremidades dos ossos e segrega o fluido de amortecimento na cavidade articular. Quando este tecido fica irritado, a única defesa do corpo é iniciar uma série de reacções que resultam em inflamação (Michelle, 2008).

Quando a articulação alvo se desenvolveu, foi porque a membrana sinovial estava a ser constantemente irritada pela expo- certeza de sangue. Com o tempo, a hemorragia repetida na articulação começa a irritar, e a causar inflamação nos ossos e cartilagem da articulação. Como resultado, desenvolve-se uma doença crónica das articulações, ou artropatia hemofílica. A cartilagem contém dois tipos de células: colagénio para força e estabilidade e elastina para que possa ser comprimida e esticada. Juntas, estas células fazem da cartilagem o acolchoamento perfeito para entrar entre os ossos. Infelizmente, quando uma articulação experimenta uma resposta inflamatória devido a uma hemorragia, é bombardeada com fluidos, células, produtos químicos e pressão. Com o passar do tempo, a cartilagem não pode suportar muitos abusos, e começa a degradar-se. Quando o faz, os ossos agora não têm acolchoamento entre eles, e esfregar os ossos no osso é muito doloroso. A artropatia hemofílica é uma forma de artrite que resulta de hemorragia crónica nas articulações (Michelle, 2008). Uma vez que as hemorragias articulares podem levar à artropatia hemofílica, recomenda-se que as hemorragias articulares sejam tratadas o mais cedo possível para evitar danos a longo prazo. Os factores de coagulação devem ser infundidos prontamente, com doses repetidas conforme necessário para assegurar a cura completa da articulação. Mesmo que possa ser difícil para elas, as crianças mais velhas devem descansar e esforçar-se muito para manter a articulação afectada imóvel. Existem agora kits de talas domésticas disponíveis que podem tornar isto mais conveniente. Finalmente, porque músculos fortes e saudáveis ajudarão a apoiar e proteger as articulações de hemorragias, os pacientes devem participar num programa regular de alongamento e fortalecimento muscular (Michelle, 2008).

Hemorragia no Cérebro:

A hemorragia intracraniana é muito grave e pode constituir uma ameaça de vida. De facto, a hemorragia intracraniana é uma das principais causas de morte dos hemofílicos, com algumas estimativas que chegam a atingir 25% de todas as mortes de hemofílicos (Michelle, 2008). Primeiro, o cérebro é coberto por uma membrana que contém muitos vasos sanguíneos. Quando ocorre aqui hemorragia, o sangue acumula-se no espaço entre o tecido cerebral e a membrana que o cobre. Em segundo lugar, os vasos sanguíneos correm profundamente para as secções internas do cérebro. Quando a hemorragia ocorre ali, o sangue fica preso dentro do tecido cerebral. Quer a hemorragia ocorra na superfície ou no interior do cérebro, o sangue acumulado irrita o tecido cerebral e os resultados da inflamação. A hemorragia e a inflamação criam um inchaço que exerce pressão sobre os muitos nervos do cérebro. A gravidade do episódio de hemorragia determina se o dano cerebral permanente ou a morte resultam (Michelle, 2008). Os sintomas de uma hemorragia intracraniana podem ser diferentes, dependendo da parte do cérebro que está a sangrar e da quantidade de tecido cerebral que está a ser traumatizado. Alguns dos sintomas de uma hemorragia intracraniana incluem uma dor de cabeça dolorosa que dura mais de quatro horas, convulsões, visão dupla, fala arrastada, confusão, dificuldade em andar, vómitos, sonolência excessiva, fraqueza muscular súbita, e dor intensa no pescoço. Uma vez que uma hemorragia intracraniana pode facilmente ser uma ameaça à vida num hemofílico, qualquer sinal de hemorragia cerebral deve ser tratado imediatamente (Michelle, 2008).

Capitulo 4

Metodologia

Extracção de ADN:

Princípio:

O ADN foi extraído utilizando as amostras de sangue EDTA e o kit de isolamento de ADN genómico de sangue (a empresa de ciências da vida de Kaminneni, Índia). O kit de isolamento de ADN fornece um método simples não tóxico para isolar rápida e eficazmente o ADN de alta genómica molecular do sangue total. A vantagem deste método foi a pureza do ADN de A260/A280 no valor de (1:80). Rendimento de ADN superior a 50 microgramas a partir de 0,3 ml de sangue total. O isolamento completo leva apenas uma hora e não requereu fenol ou clorofórmio.

O kit de isolamento de ADN baseado na separação de proteínas contaminantes do ADN por precipitação de sal, e o procedimento envolve a digestão de proteínas celulares utilizando cloreto de sódio concentrado.

Procedimento do kit de isolamento de ADN:

Todas as etapas de centrifugação foram realizadas em microcentrífuga de bancada à temperatura ambiente.

- 0,3 ml de sangue anticoagulado fresco ou congelado descongelado à temperatura ambiente transferido em tubo de microcentrifugação.

- Foram adicionados 0,9 ml de reagente 1 e 0,1 ml de reagente 2, misturados por inversão e centrifugados a 8000 rpm durante 5 minutos.

- O sobrenadante foi removido cuidadosamente e manteve o pellet, lavado três vezes adicionando 0,9 ml de reagente 1 e 0,1 ml de reagente 2.

- O granulado foi re-suspendido em 0,26 ml de reagente 3 e 0,04 de reagente 4, completamente dissolvido por vórtice e incubado 5 minutos na RT.

- Foram adicionados 0,12 ml de reagente 5, vortex duas vezes cada 10 segundos, incubado em RT durante 10 minutos e depois centrifugado 8000 rpm durante 5 minutos.

- Depois o sobrenadante foi transferido cuidadosamente para um novo tubo de microcentrífuga contendo 2X de isopropanol refrigerado.

- Depois, o tubo foi invertido várias vezes até que o ADN em forma de fio se apresente.

- Centrifugação 8000 rpm durante 5 minutos, o ADN assentou num fundo de tubo de microcentrifugação.

- O isopropanol foi derramado e depois lavado com álcool etílico a 70% para remover os resíduos de sal, centrifugar 8000 rpm durante 5 minutos.

- O granulado de ADN foi seco por vazamento do etanol.

- O ADN foi suspenso em 100 pl de tampão EDTA de 10 mM e, em seguida, bater suavemente no tubo e rodar para baixo.

- As amostras de ADN isoladas armazenadas a 4° C durante alguns dias ou a - 20° C a longo prazo. (Da empresa Kamineni de ciências da vida Índia).

Nota:

Descrição dos reagentes

R1 era sal hipotónico (tampão de lise RBC).

R2 era detergente (iónico).

R3 tinha uma elevada concentração de sal 5 M NaCl.

R4 era detergente (solução aniónica).

R5 era um tampão de alta concentração de sal.

A concentração do ADN extraído foi lida pelo espectrofotómetro especial chamado Eppindorf que foi utilizado para ler o ADN, as proteínas de ARN e a concentração aromática na extracção. Todas as amostras foram lidas com a concentração do ADN e este estava pronto para estudos moleculares do gene do factor VIII.

Inversão do Intron 1:

Foram utilizados quatro primários (9f, 9CR, 2F e 2R) para o rastreio da mutação por inversão de intron 1, realizada cada amostra de ADN genómico utilizando o método convencional de PCR. A master mix foi feita contendo conjuntos longos de desoxinucleótidos de Taq polimerase, e tampão contendo cloreto de magnésio (nova empresa inglesa de biolabs) e quatro primers (Sistemas biológicos aplicados).

Preparação do reagente:

Primário seco e preparação:

Os primários foram expedidos da empresa americana de biosistemas aplicados em concentração 10 nmol com água destilada, fizemos 100 pM e fizemos mistura aprimer (9 F, 9CR e 2F) e mistura primer (2F, 9F e 2R) para intron 1 h1 e intron 1h-2 respectivamente cada a 5 pM.

Procedimento de inversão de intron 1:

- Todos os reagentes (Biolabs da Nova Inglaterra) foram mantidos em gelo antes de serem utilizados.
- Em paredes estéreis, limpas e finas foram tomados 0,2 ml de volume de tubo de PCR eppindorf como se segue:
- 5 pl de Tampão de Reacção TaqReacção 5X Longo Ampere.
- 0,75 pl de mistura de 10 mM dNTPs.

- 3 doentes de 10 µM Mistura de primários.
- 1 doença de ADN do modelo.
- 1 doença de *TaqDNA* Polimerase Longa Amperatura.
- Água livre de núcleos até 25 gl.
- rodar brevemente e proceder imediatamente à etapa de PCR e realizar a PCR como se segue:

Configurações de reacção:

Todos os componentes de reacção no gelo e a rápida transferência das reacções para um termociclador pré-aquecido levaram à temperatura de desnaturação (94°C).

Condição do ciclo térmico:

Após desnaturação inicial durante 2 minutos a 940c, 35 ciclos de desnaturação a 940c durante 30 segundos, recozimento a 55,5° C durante 30 segundos, e extensão a 72° C durante 7 minutos, seguido de uma etapa final de extensão a 72° C durante 10 minutos. Foram observados produtos de reacção em cadeia da polimerase em electroforese em gel de agarose a 1%.

Tabela (4.1) iniciadores intron 1 PCR 9F, 9CR e 2F) e mistura de iniciadores (2F, 9F e 2R)

Intron 1 inversion PCR—Fragment 1: Int1h-1	Intron 1 inversion PCR – Fragment 2: Int1h-2
9F 5'GTTGTTGGGAATGGTTACGG-3'	Int1h-2F 5'GGCAGGGATCTTGTTGGTAAA-3'
9cR 5'CTAGCTTGAGCTCCCTGTGG-3'	Int1h-2R 5'TGGGTGATATAAGCTGCTGAGCTA-3'
Int1h-2F 5'GGCAGGGATCTTGTTGGTAAA-3'	9F 5'GTTGTTGGGAATGGTTACGG-3'

Capítulo 5

Resultados e Discussão

Resultados:

As populações estudadas foram 72 pacientes que vieram regularmente ao centro de hemofilia para tratamento e acompanhamento. Foram recolhidas amostras de sangue para o ensaio do factor VIII, inibidor, hemoglobina, plaquetas, PT, e APTT. As amostras foram colhidas em K2 EDTA para hemograma e extracção de ADN para estudo molecular, e sangue citratado para pobre plasma plaquetário para o ensaio de factor VIII e inibidores.

Actividade dos pacientes:

Tabela (5.1) Actividade dos pacientes.

	Frequency	Percent %
Students	51	70.8
Labors	12	16.7
not work	9	12.5
Total	72	100.0

Actividade - gravidade Tabulação cruzada:

Tabela (5.2) Actividade- gravidade Tabulação cruzada

	Severity		
Activity	Severe	Moderate	Total
Students	49	2	51
Labors	11	1	12
Not work	9	0	9
Total	69	3	72

Idades do paciente:

Tabela (5.3) Idades dos pacientes

Age(years)	Frequency	Percent(%)
2-10	29	40.3
10 - 20	25	34.7
20 - 40	16	22.2
40 - 60	2	2.8
Total	72	100.0

APTT (segundos)

Tabela (5.4) Resultados APTT (segundos).

Time /seconds	Frequency	Percent
45 - 60"	22	30.6
60-80 "	43	59.7
more than 80"	7	9.7
Total	72	100.0

Factor VIII actividade %:

Tabela (5.5) FACTOR VIII actividade.

FACTOR VIII activity %	Frequency	Percent
less than 1	59	81.9
from 1 to 5	13	18.1
Total	72	100.0

Inibidores:

Tabela (5.6) inibidor

	Frequency	Percent %
Positive	10	13.8
Negative	62	86.2
Total	72	100.0

Actividade residual do factor VIII após o estudo da mistura:

Quadro (5.7) Actividade residual do factor VIII após o estudo da mistura

Activity %	Frequency	Percent %
60 -100	62	86.2
40 - 59	5	6.9
20 – 39	1	1.4
Less than 20	4	5.5

Prevalência de inibidores entre as idades:

Tabela (5.8) Prevalência de inibidores entre as idades

	Inhibitor		
Ages	Positive	Negative	Total
2-10 years	3	26	29
10 - 20 years	3	22	25
20 - 40 years	3	13	16
40 - 60 years	1	1	2
Total	10	62	72

Resultado da biologia molecular:

Inversão do Intron 1:

Verificou-se a presença de 72 amostras de ADN por electroforese em gel (4,3) para a inversão de Intron 1, duas amostras de 72 foram invertidas (2,7%) (4,2) e as restantes foram normais (98%).

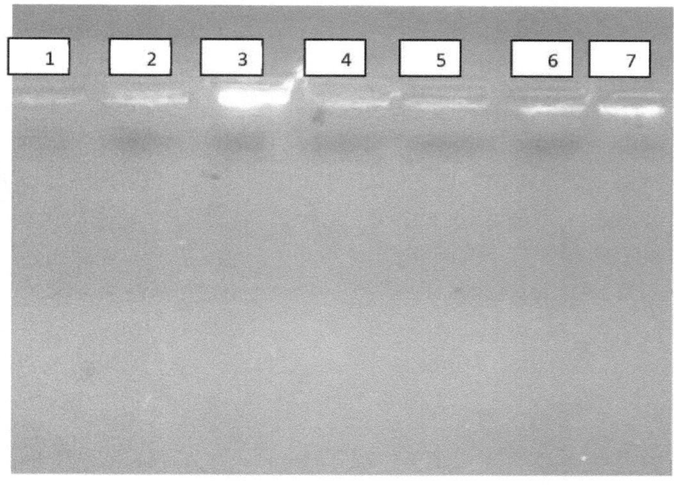

Figura (4.1) Amostras de ADN extraídas através do método de salga e executadas em electroforese em gel agrose em 0,6% de agrose e brometo de etídeo durante uma hora 90 volts. A faixa 1 a 7 mostra bandas de amostras de DNAs recentemente extraídas.

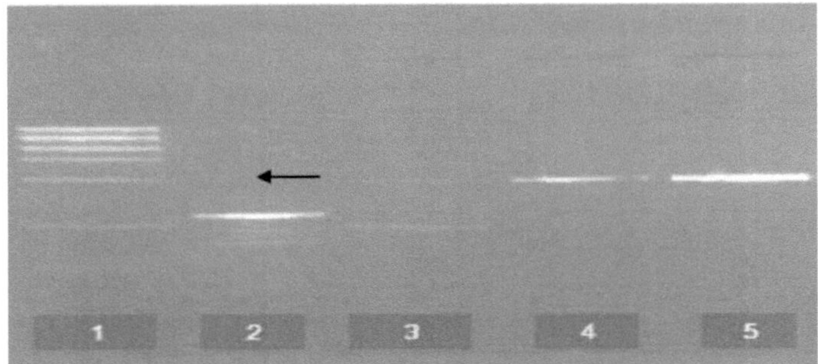

figura (4.2) Amplificação da reacção em cadeia da polimerase (PCR) mostrando inversão de Intron 1 em casos com Hemofilia A , Lane 1 mostra uma escada de ADN de um quilo bp. PCR para a região Int1h-2; Lane2 controlo do tipo selvagem, Lane 3: intron 1 inversão-positiva Int1h- região 2; Lane 4 e 5 mostra PCR para controlo do tipo selvagem da região Int1h-2. A seta mostra o marcador de 2000 bp.

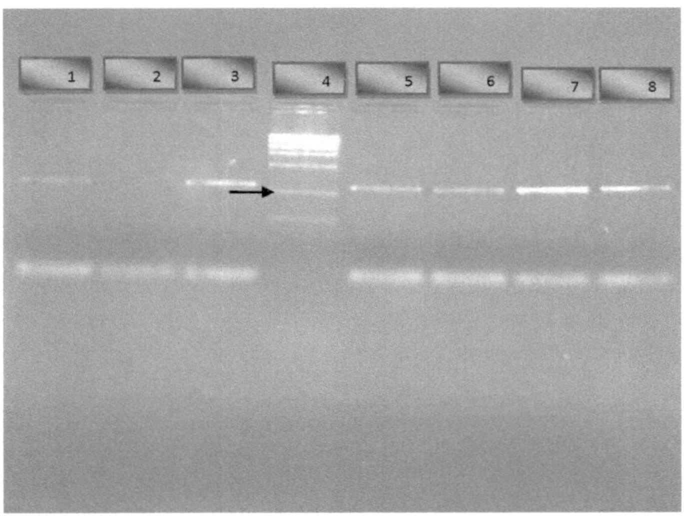

Figura (4.5) Reacção em cadeia da polimerase da região Intron 1h1 multiplex PCR int1h1 usando mistura de primário (9f, 9CR e 2F) e polimerase taq longa, pista 1, 3, 5, 6, 7, e 8 não mostra nenhuma inversão em int1h1, pista 2 amostra sem DNA e pista 4 era de 1 kilo bp escada. A seta mostra 2000 bp marcador.

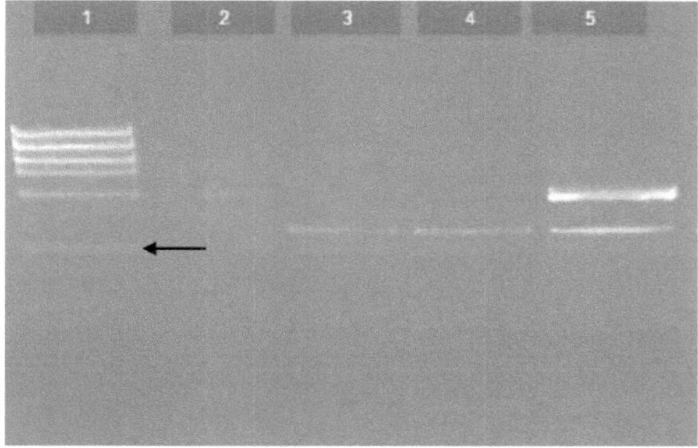

A figura (4.6) mostra a reacção em cadeia da polimerase: a pista 1 wasl kilo bp ladder, a pista 2 era região int1h2, a pista 3 e 4 região int1h1, e a pista 5 era regiões mistas multiplex PCR com duas regiões primer set. A seta mostra o marcador de 1000 bp.

Discussão:

A hemofilia A é uma das perturbações de coagulação mais comuns, causada por uma deficiência na actividade de um factor de coagulação VIIIC com uma incidência de cerca de um em cada 5.000 a 10.000 homens. A doença é causada por mutações no gene do factor VIII localizado no cromossoma X. (*Gitschiereta/.*, 1984).

As populações estudadas consistem em 72 pacientes com hemofilia grave Um paciente que foi acompanhado no centro de hemofilia. Os doentes vieram geralmente com episódios de hemorragia ou a necessitar de operações cirúrgicas. Foram também oferecidos serviços de diagnóstico a novos pacientes.

Foram colhidas amostras em K_2 EDTA para extracção de ADN para o estudo molecular (Intron 1, Intron 22 inversões e sequenciação de exons de factor VIII), e sangue citratado para plasma pobre em plaquetas para o ensaio de factor VIII e inibidores.

O ADN foi extraído utilizando o kit de isolamento de ADN para sangue da (empresa de ciências da vida de Kaminneni, Índia). O kit de isolamento de ADN fornece um método simples não tóxico para isolar rápida e eficientemente o ADN altamente genómico molecular do sangue total. A vantagem deste método foi o ADN puro de A260/A280 valor de (1:80). Rendimento de ADN superior a 50 microgramas a partir de 0,3 ml de sangue total. O isolamento completo demora apenas uma hora e não requer fenol ou clorofórmio, que são utilizados nos métodos convencionais & que são tóxicos. O isolamento do ADN é baseado na separação de proteínas contaminantes do ADN por precipitação de sal, e o procedimento envolve a digestão de proteínas celulares utilizando cloreto de sódio concentrado. Também o ADN foi testado antes do estudo molecular, executando o ADN após o isolamento em gel 0,6% e brometo de etídio em máquina de electroforese em gel a 90 volts durante uma hora. Todos os grupos de estudo eram homens (100%), as suas idades eram as seguintes: 29 pacientes (40,3%) com menos de 10 anos, 25 pacientes (34,7%) entre 10-20 anos, 16 pacientes (22,2%) entre 20 -40 anos e apenas dois pacientes com mais de 40 anos. Também 51 pacientes (70,8%) eram estudantes, 12 pacientes (16,7%) eram trabalhadores, e o resto dos pacientes (12,5%) não tinham trabalho. Todos os PT e INR dos doentes eram normais, seguiram-se os resultados da APTT: 22 pacientes (30,6%) tiveram APTT de 45 - 60 segundos, 43 pacientes (59,7%) tiveram APTT de 60 - 80 segundos, e 7 pacientes (9,7%) tiveram APTT com valor superior a 80 segundos. A APTT foi significativamente elevada em todos os pacientes (Sir John V Dacie, S. Mitchell Lewis, Barbara J. Bain etal 2006). Na avaliação da actividade do factor VIII 59 pacientes (81,9%) menos de 1%, 13 pacientes (19,1%) eram mais de 1 e menos de 5% aqueles eram (hemofilia moderada A). Na procura de um inibidor do factor de coagulação, a actividade residual do factor VIII de 60 - 100% denota ausência de inibidor. 62 (82,2%) doentes foram negativos para inibidor, e 10 doentes (13,8%) foram positivos para inibidor do factor

VIII (o seu factor residual VIII após estudo de mistura foi inferior a 60%). (Sir John V Dacie, S. Mitchell Lewis, Barbara J. Bain etal 2006). Todos eles eram hemofilia A grave e as suas actividades residuais F8 eram as seguintes: de 40 - 59% eram 5 pacientes (6,9%), de 20 - 39% era apenas um paciente (1,4%) e 4 pacientes (5,5%) que é o seu factor VIII residual era inferior a 20%. Em estudos anteriores, foram detectados inibidores em 22% (Maurizio *etal.*, 2008). Nenhum deles mostrou uma mutação nos exons que foram estudados.

Intron 1 inversão cada amostra foi executada com dois PCRs, um para a região Intron 1h1 e o outro para a região Intron 1h2. A tabela Intron 1 região 1 e 2 (3.4) foi feita por PCR convencional usando a polimerase de DNA Long Amplitaq (número de gato M0323L New England Biolabs USA) tabela (3.4) e é tampão e utilizando conjunto de desoxinucleótidos (New England Biolabs USA) a 10 mM cada, e iniciadores de regiões Intron 1 (9F, 9Cr, 2F e 2R aplicados biosistemas USA), executados com escada de par de 1 kilobase (New England Biolabs) utilizando o protocolo PCR (tabela 3.3) (Trombose/Hemóstase Clínica e Aplicada 2012). Foi feita uma modificação da temperatura de recozimento de 55(Trombose Clínica e Aplicada/Hemóstase 2012)para 53° C. Também se procedeu ao ajuste da concentração dos iniciadores utilizando as 22 horas/pl. em vez das 17 horas/pl. (Sun *etal.*, 1993). Inicialmente, foi obtido um produto de má qualidade, e um bom produto foi obtido após a realização destas modificações. Foram utilizados três iniciadores diferentes que eram 9F e 9cR específicos para a região int1h-1 e iniciadores int1h-2F que produziam um produto de 1908 bp a partir de ADN normal e um produto de 1323 bp se a inversão estivesse presente (Figura 4.4). No segundo primário de reacção específica para int1h-2 (int1h-2F, int1h-2R) e 9F, que eram específicos para o lado telomérico da região int1h-1, foram utilizados numa reacção de amplificação que produziu um produto de 1191 bp a partir de ADN normal e um produto de 1776 bp na presença da inversão. portadores femininos mostrariam 2 bandas em ambas as

PCRs. (Trombose Clínica e Aplicada/ Hemostasia 2012).

A frequência global da mutação de inversão intron 1 nos dados do nosso estudo foram dois pacientes graves 2,7%. Todos os restantes casos testados tiveram o tamanho esperado das bandas normais no primeiro e segundo PCR. Na Índia foram relatados dois estudos de frequências, (Ghosh *etal.*, 2004) (*Jayandharanetal.*, 2005) detectaram (1,24%) três mutações positivas de inversão em 241 casos graves de Hemofilia A e um outro estudo relatou três inversões de intron em 80 (3,7%) (Ahmed *etal.*, 2003). No Reino Unido, as frequências reportadas de Inv1 no gene FACTOR VIII variam de 1,8% a 4,8%, (Cumming, AM 2004). Na República Checa foram 4,3% (Habartetal., 2003). Na China 1,26% a 4,6% (Liang *etal.*, 2009) e (Feng *etal.*, 2010), México, Venezuela, e Hungria a prevalência da mutação int 1 inv foi de 0% num determinado estudo, enquanto 1,5% na Argentina (1 em 64), enquanto a prevalência da mutação, na Itália de 2 - 5,5% também em dois estudos diferentes Tabela (4,8). (Trombose/Hemóstase clínica e aplicada 2012) (Feng *etal.*, 2010). A frequência relatada no nosso estudo situa-se entre estes valores, a diferença entre estes valores pode ser atribuída a diferentes tamanhos de amostra.

O quadro (4.8) mostra os resultados de Inv1 em diferentes séries estudadas em 14 países. Todos os estudos analisados em conjunto incluem 2963 indivíduos dos quais 69 mostraram Inv1, dando uma média mundial de 2,3% (Trombose/Hemóstase Clínica e Aplicada 2012).

Tabela 5.9 Prevalência da Inversão Intron 1 em Diferentes Étnicas Populações (Trombose/Hemóstase Clínica e Aplicada 2012).

Country	Int1 inv/Patients	Percentage%
Sudan	2/72	2.7
UK	10/209	4.8
UK	11/595	1.8
Italy	6/293	2.0
Italy	3/54	5.5
Czech Republic	7/162	4.3
Germany	15/753	2.0
Hungary	0/104	0.0
Spain	4/79	5.0
Spain	3/116	3.0
Argentina	1/64	1.5
Mexico	0/65	0.0
China	3/148	2.0
India	3/80	3.75
India	3/241	1.24

Referências:

1. Brinkhous KM. Uma breve história de hemofilia com alguns comentários sobre a palavra "hemofilia". In: Brinkhous KM, Hemker HC, eds. Manual de hemofilia. Nova Iorque, NY: Elsevier Science; 1975:3.

2. Christine A. Lee, Erik E. Berntorp, W. Keith Hoots, Louis M. Aledort, Textbook of Hemophilia, capítulo 4 Base Molecular da Hemofilia A, 2005 p19-24 Blackwell Publishing Ltd.

3. Drew Provan, John G. Gribben- Molecular Hematology Chapter 18,the molecular basis of hemofilia p219-224 third edition(2010) by Blackwell Publishing Ltd.

4. Forbes CD, Aledort LM, Madhok R, eds. Hemofilia. Londres, Inglaterra: Chapman & Hall; 1997:1-371.

5. Gau JP, Hsu HC, Chau WK, Ho CH. Uma nova mutação de aceitação de emendas do gene do factor VIII que produz uma salta de exon 25. Ann Hematol 2003; 82: 175-7. [Erratum in: Ann Hematol 2003; 82: 378].

6. Goodeve AC, Peake IR. A base molecular da hemofilia A: relações genótipo-fenótipo e desenvolvimento de inibidores. Semin Thromb Haemost 2003; 29: 23-30.

7. Centro de Hemofilia de Khartoum, hospital de atendimento de doentes do Sudão 2011.

8. Hoffbrand A.V, Pettit J.E, Moss P.A.H essential hematology, coagulation disorders 2001, capítulo 20 p 261,262 quarta edição.

9. Hoffbrand A.V, Pettit J.E, Moss P.A.H essential hematology, coagulation disorders, 2006, capítulo 24 p 290,291 quinta edição.

10. Centro de hemofilia Sudan Khartoum ensinando dados hospitalares 2011.

11. *Gitschier, J., Wood, W.I., Goralka, M., Wion, K, Chen, Y, Eaton, D.H., Vehar, G.A., Capon, D.J. e Lawn, R.M. Caracterização do gene do factor humano VIII (1984). Natureza 312, 326-330.*

12. *Hill-Eubanks, D.C, Parker, C.G. e Lollar, P. (1989) Differential proteolytic activation of factor VIII-von Willebrand factor complex by thrombin. Proc. Natl. Acad. Sci. U. S. A. 86, 6508-6512*

13. Hoffman M, Monroe DM, III. A acção do factor de dose elevada Vila (FVIIa) num modelo de hemostasia baseado em células. Semin Hematol 2001; 38: 6-9.

14. Hoffbrand A.V, Daniel C, Edward G, Post graduate hematology, Inherited bleeding disorders CAPÍTULO 49, 825-829 Quinta edição, 2005 pela Blackwell Publishing Ltd.

15. *Johnson, J.D., Edman, J.C. e Rutter, W.J. (1993) Uma tirosina quinase receptora encontrada nas células do carcinoma da mama tem um domínio extracelular tipo discoidina I [a errata publicada aparece em Proc Natl Acad Sci U S A 1993 Nov 15;90(22):10891]. Proc. Natl. Acad. Sci. U. S. A. 90, 5677-5681.*

16. Kazazian, H.H., Jr., Tuddenham, E.G.D. e Antonarakis, S.E. (1995) Hemophilia A e Parahemophilia: Deficiencies of Coagulation Factors VIII and V. In: The Metabolic and Molecular Bases of Inherited Disease (VII&#ordf; Edição, Eds. Scriver, Beaudet, Sly and Valle), McGraw-Hill, New York, pp 3241-3267:

17. Kazazian HH Jr, Wong C, Youssoufian H, et al. Haemophilia A resultante da inserção de novas sequências L1 representa um novo

mecanismo de mutação no homem. Natureza 1988; 332: 164-6.

18. *Levinson, B., Kenwrick, S., Gamel, P., Fisher, K. e Gitschier, J. (1992) Evidência para uma terceira transcrição do gene do factor VIII humano. Genomics 14, 585-589.*

19. *Levinson, B., Kenwrick, S., Lakich, D., Hammonds, G., Jr. e Gitschier, J. (1990) Um gene transcrito num intrão do factor VIIIgene humano. Genómico 7, 1-11.*

20. *Mann, K.G., Nesheim, M.E., Church, W.R., Haley, P. e Krishnaswamy, S. (1990) Reacções dependentes da superfície dos complexos enzimáticos dependentes da vitamina K. Sangue 76, 1-16.*

21. Michelle Raabe, Genes &Diseases Hemophilia, sintomas, complicações, e o diagnóstico de hemofilia, capítulo quatro p 57-64, Copyright © 2008 por Infobase Publishing.

22. Nilsson IM. Sydsven Sallsk Arsskr. Hemofilia-então e agora 1994; 31:33-52.

23. *O'Brien, D.P., Johnson, D., Byfield, P. e Tuddenham, E.G. (1992) Inactivation offactor VIII pelo factor IXa. Bioquímica 31, 2805-2812.*

2 4.Owen Jr CA, Nichols WL, Walter Bowie EJ, eds. A History of Blood Coagulation. Rochester, Minn: Mayo Foundation for Medical Education and Research; 2001:117-50.

25. *Poustka, A., Dietrich, A., Langenstein, G., Toniolo, D., Warren, S.T. e Lehrach, H. (1991) Physical map of human Xq27-qter: localizing the region of the fragile X mutation. Proc. Natl. Acad. Sci. U. S. A. 88, 8302-8306.*

26. Robert I. Handin, Samuel E. Lux, Thomas P. Stossel ,Chapter 38

Coagulation Factors V and VIII by GC White and GE Gilbert in "Blood: principles and practice of hematology: 2nd edition" 2003... ISBN 978-0-7817-1993-3

27. Shin-Yu Lin, Yi-Ning Su, Chia-Cheng Hung, WoeiTsay, Shyh-Shin Chiou, Chieh-Ting Chang, Hong-Nerng Ho e Chien-Nan Lee, espectro de mutação de 122 famílias de hemofilia A da população de Taiwan por LD-PCR, DHPLC, multiplex PCR e avaliação da aplicação clínica de HRM, BMC Medical Genetics 2008, 9:53 doi:10.1186/1471-2350-9-53.

28. *Van Dieijen, G., Tans, G., Rosing, J. e Hemker, H.C. O papel do fosfolípido e do factor VIIIa na activação do factor X bovino (1981). J. Biol. Chem. 256, 3433-3442.*

29. *Vehar, G.A., Keyt, B., Eaton, D., Rodriguez, H., O'Brien, D.P., Rotblat, F., Oppermann, H., Keck, R., Wood, W.I., Harkins, R.N., Tuddenham, E.G.D., Lawn, R.-M. E Capon, D.J. (1984) Structure of human factor VIII. Natureza 312, 337-342.*

30. Wehnert M, Herrmann FH, Wulff K. Deleções parciais do gene do factor VIII como marcadores de diagnóstico molecular em hemofilia A. Dis Markers 1989; 7: 113-7.

31. Youssoufian H, Antonarakis SE, Aronis S, et al. Caracterização de cinco supressões parciais do gene do factor VIII. Proc Natl Acad Sci USA 1987; 84: 3772-6.

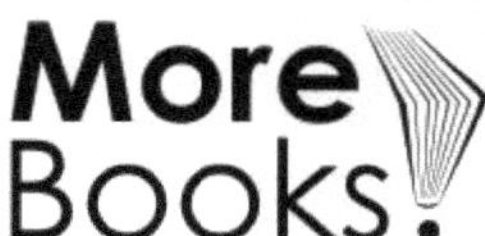

More
Books!

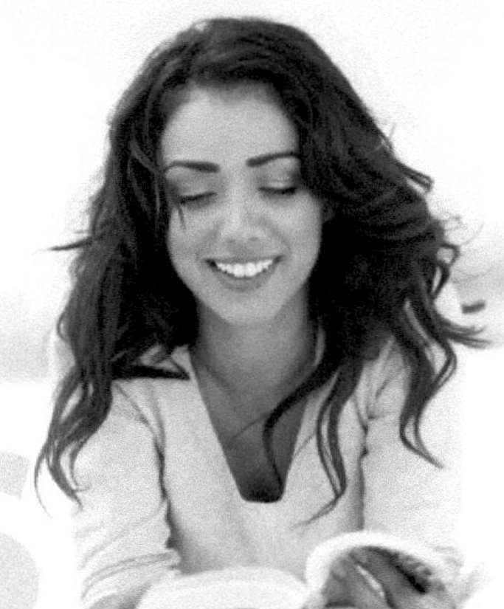

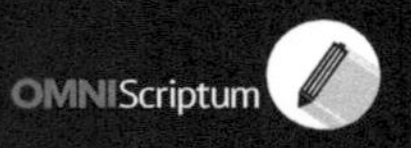

info@omniscriptum.com
www.omniscriptum.com
OMNIScriptum

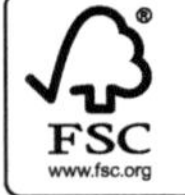